I0076127

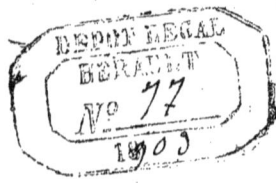

Docteur L. PAYRE-FICOT

Des Kystes
Congénitaux

DE LA VULVE

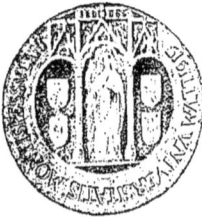

T 122
593 d

IMPRIMERIE CENTRALE DU MIDI (HAMELIN FRÈRES)
MONTPELLIER

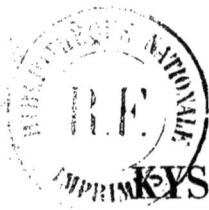

R.F.

DES

KYSTES CONGÉNITAUX

DE LA VULVE

122
Id
598

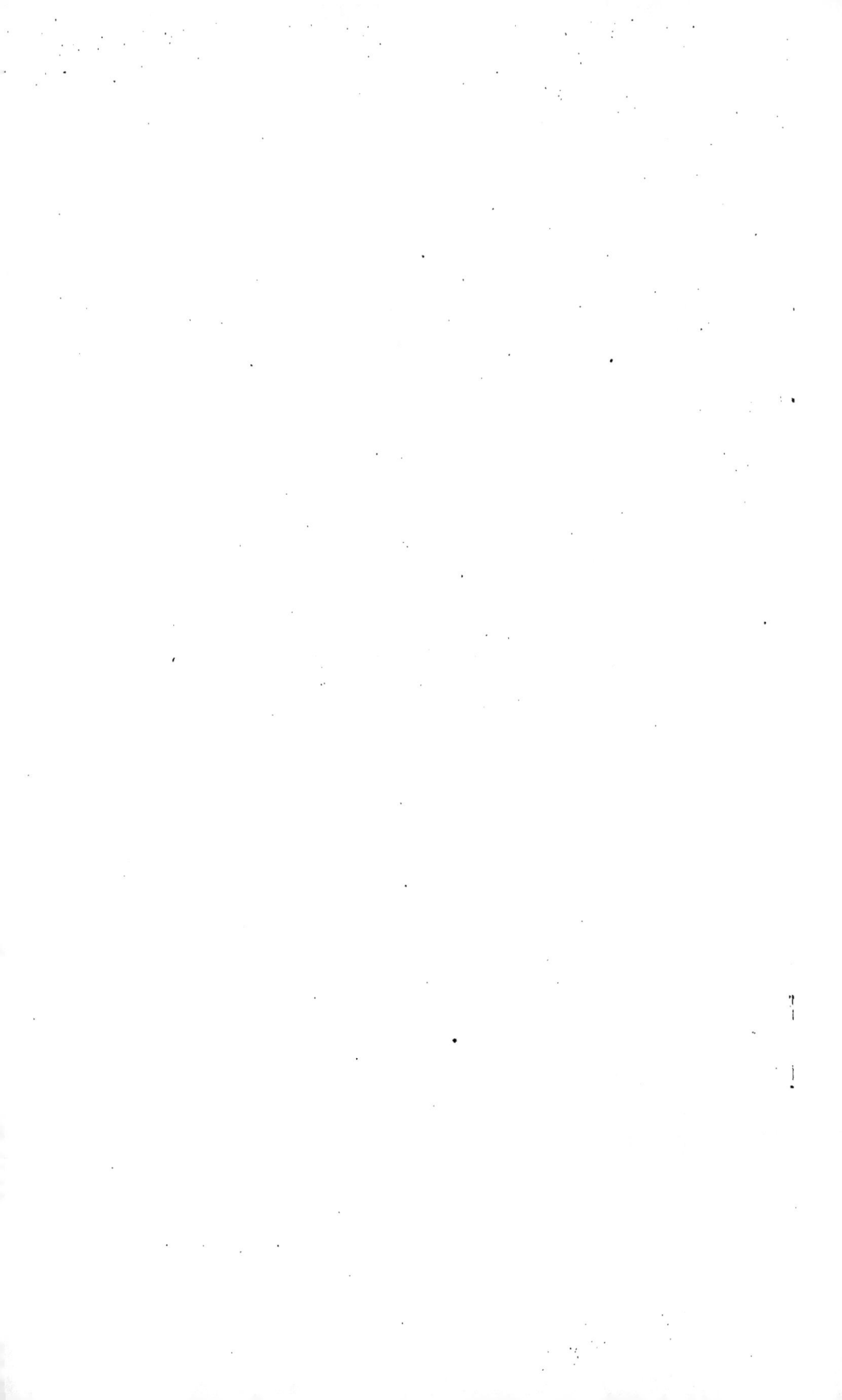

DES

KYSTES CONGÉNITAUX

DE LA VULVE

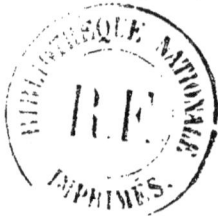

PAR

Le Docteur L. PAYRE-FICOT

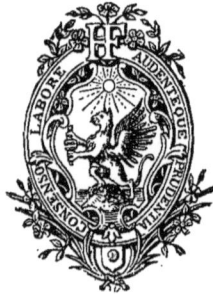

MONTPELLIER

IMPRIMERIE CENTRALE DU MIDI

(HAMELIN FRÈRES)

—

1903

A MON PÈRE ET A MA MÈRE

Faible témoignage de ma profonde affection.

A MA SŒUR ET A MES FRÈRES

A LA MÉMOIRE DE MON ONCLE
LE DOCTEUR LÉON BÉRAUD

L. PAYRE-FICOT.

A MON PRÉSIDENT DE THÈSE

MONSIEUR LE PROFESSEUR FORGUE

CORRESPONDANT NATIONAL DE L'ACADÉMIE DE MÉDECINE

A MON AMI

M. LE PROFESSEUR AGRÉGÉ JEANBRAU

L. PAYRE-FICOT.

AVANT-PROPOS

Avant de quitter la Faculté, nous considérons comme un devoir agréable d'exprimer à tous nos Maîtres notre respectueuse reconnaissance pour les leçons et les conseils que nous en avons reçus.

Nous remercions plus particulièrement M. le doyen Mairet de sa bienveillance à notre égard, et M. le professeur Forgue qui a bien voulu nous faire l'honneur de nous inspirer ce sujet et d'accepter la présidence de notre thèse. De son brillant enseignement, nous garderons l'ineffaçable souvenir.

M. le professeur agrégé Mouret nous a été plus qu'un maître indulgent et affectueux : il s'est intéressé à nous en plusieurs circonstances et nous l'assurons de notre reconnaissance.

M. le professeur agrégé Jeanbrau enfin nous a constamment soutenu de ses conseils, et c'est guidé par lui que nous avons entrepris ce très modeste travail. Qu'il reçoive ici l'expression de nos vifs remerciements.

INTRODUCTION

Nous avons eu l'occasion d'observer dans le service de notre maître, M. le professeur Forgue, un cas de kyste de la vulve dont l'examen histologique a démontré la nature congénitale : la poche était en effet revêtue d'un épithélium cylindrique à cils vibratiles.

Les kystes des organes génitaux externes sont aussi rares que les kystes de l'ovaire sont fréquents. En particulier les kystes vulvaires sont d'une rareté remarquable, puisque Weber, dans un travail très complet paru en 1898, n'a pu réunir dans toute la littérature que six observations identiques à celle de M. le professeur Forgue.

Il n'est donc pas étonnant que les traités classiques de gynécologie se bornent à les signaler sans en donner une étude bien approfondie. Sur le conseil de M. le professeur Forgue, nous nous sommes intéressé à cette question et nous l'avons choisie comme sujet de notre thèse inaugurale.

Il fallait, pour donner de ces kystes une étude originale et complète, une compétence en embryologie et en histologie que nous n'avons pas. Au point de vue chirurgical, en effet, la question est bien simple : les caractères de ces formations kystiques sont si nets, que le diagnostic est presque toujours aisé, quand on a présente à l'esprit la notion de leur existence. Quant au traitement, il se résume dans un mot : l'extirpation qui peut se faire après une injection sous-cutanée de cocaïne, en deux ou trois minutes. C'est donc la pathogénie et la structure de ces kystes qui en font tout l'intérêt. Pressé par le temps, nous nous sommes borné à faire des recherches bibliographiques et à réunir les cas publiés avant nous. L'excellent travail du docteur Léon Weber, que nous avons plusieurs fois cité, nous a servi de guide, et nous ne saurions mieux faire que d'y renvoyer les lecteurs qui s'intéresseraient à ce sujet.

C'est donc une simple revue critique que nous présentons à l'indulgente bienveillance de nos maîtres. Ne pouvant faire preuve d'originalité, nous avons cherché simplement à être clair et précis, autant que nous pouvions l'être dans un sujet qui tient plus de l'embryologie que de la clinique.

Voici le plan de notre modeste travail :

Dans le premier chapitre, nous étudions l'anatomie pathologique des kystes congénitaux de la vulve.

Dans le second, nous exposons la pathogénie, telle qu'on la comprend actuellement.

Le troisième chapitre est consacré à l'étude clinique.

Le quatrième s'occupe du diagnostic.

Le cinquième chapitre expose le traitement.

DES

KYSTES CONGÉNITAUX

DE LA VULVE

CHAPITRE PREMIER

ANATOMIE PATHOLOGIQUE

Classification des kystes vulvaires et limites du sujet.—
On classe les kystes de la vulve suivant la nature de leur contenu (classification empirique), ou suivant leur origine pathogénique.

Suivant le contenu, on distingue des kystes :

  a) *séreux ;*

  b) *sébacés ;*

  c) *hématiques.*

Suivant leur nature, on distingue des kystes :

  a) *traumatiques ;*

  b) *congénitaux ;*

  c) *par rétention ;*

  d) *parasitaires.*

Nous nous limiterons à l'étude des kystes d'origine congénitale, encore appelés kystes wolffiens parce qu'ils sont dus à l'évolution kystique de débris du corps de Wolff, inutilisés pendant le développement de l'embryon et qui sont demeurés inclus dans les tissus. Comme l'a dit le professeur Raymond, « nous avons en nous, jusqu'à la fin de notre vie, un embryon qui sommeille. »

Nous allons étudier ces kystes wolffiens au point de vue de leur siège dans la vulve, de leurs caractères macroscopiques, de leur structure histologique.

Siège topographique. — On distingue dans la vulve : les grandes lèvres, les petites lèvres, le vestibule, l'urètre, le clitoris et l'hymen.

On peut rencontrer des kystes congénitaux dans toutes ces parties, mais avec une fréquence variable pour des raisons que nous développerons dans notre chapitre de pathogénie.

Les kystes congénitaux des grandes lèvres paraissent tout à fait exceptionnels : le cas de Villar est le seul exemple authentique de kyste dermoïde de la grande lèvre qui ait été publié ! Quant aux kystes muqueux, Lagrange et Mertz sont les seuls à en avoir fourni des exemples indiscutables.

Kystes des petites lèvres. — Ils sont très rares et siègent soit sur le bord libre de la nymphe, soit plus souvent sur la racine de la petite lèvre, et à l'orifice dans la partie supérieure. Plus tard, la tumeur se pédiculise par son propre poids, étire son pédicule.

Kystes de l'hymen. — Weber en cite neuf exemples : ceux de Winckel, Schæffer, Bostelberger, Doderlein, Piering, Ziegenspeck, Görl, Müller, Ulesko-Strogonova, Palm. Ils siégeaient presque tous sur la ligne médiane et sur la partie supérieure de l'hymen.

Kystes de l'urètre et du vestibule. — Assez fréquents ; on a publié sous ce titre des kystes glandulaires et des kystes congénitaux. Ils siègent tous sur la paroi inférieure, c'est-à-dire urétro-vaginale.

Caractères anatomiques. — Leur volume va de celui d'une noisette à celui d'une figue, d'une petite pomme. A l'origine sphériques, ils prennent la forme allongée, piriforme, dès qu'ils commencent à se pédiculiser. Ils ont, en effet, une tendance à s'énucléer hors de la vulve, et ils soulèvent la muqueuse ou les téguments vulvaires qui leur constituent un pédicule.

Le contenu est celui des kystes muqueux en général ; c'est un liquide séreux, jaunâtre, assez fluide, contenant en suspension des cellules épithéliales. Lorsqu'il s'agit d'un kyste dermoïde, le contenu est butyreux, avec des poils, et quelquefois des dents.

Caractères histologiques. — Les kystes vulvaires congénitaux (les seuls que nous étudions ici) ont une paroi formée de trois couches : 1° une couche externe, qui est le tégument ou la muqueuse du vestibule ; 2° une couche moyenne, conjonctivo-vasculaire, dans laquelle on trouve le dartos labial ; 3° un épithélium quelquefois discontinu, mais toujours visible, formé de cellules cylindriques ; ces cellules sont quelquefois ciliées (cas de Weber, Lagrange, Mertz, Kümmel, Ulesko-Strogonova, Forgue). L'épithélium peut être également stratifié, mais le fait est exceptionnel. C'est, dans tous les cas, la présence de cet épithélium interne qui permet d'établir nettement qu'il s'agit d'une formation kystique congénitale.

CHAPITRE II

PATHOGÉNIE

L'origine de ces kystes ne peut s'expliquer que par le développement embryogénique de l'appareil génital. Et nous allons essayer d'exposer succinctement :

1º Comment se développe normalement la vulve ;

2º Aux dépens de quels organes ou débris d'organes transitoires se forment les kystes congénitaux vulvaires.

A. — *Développement embryologique de la vulve*

La vulve est constituée par les grandes lèvres, les petites lèvres, le vestibule, l'extrémité inférieure de l'urètre, le clitoris et l'hymen.

Prenons un embryon de quatre semaines. Entre les deux bourgeons d'où naîtront les membres inférieurs, se trouve une région concave limitée en arrière par le bourgeon caudal, en avant par le tubercule génital. Le cloaque recto-allantoïdien se cloisonne bientôt, et, grâce à l'éperon périnéal, le sinus uro-génital est séparé de la portion ano-rectale.

Dans ce sinus uro-génital, s'abouche l'allantoïde (futur urètre), les uretères, les canaux de Wolff et de Müller.

Le fœtus arrive au troisième mois : il est encore au stade indifférent. Supposons qu'il évolue vers le sexe féminin. Le

tubercule génital deviendra le clitoris ; les bourrelets génitaux qui limitent de chaque côté le sinus uro-génital devien-
dront les grandes lèvres ; les bords de ce sinus formeront
les petites lèvres ; le sinus lui-même deviendra le vestibule.
Quant à l'hymen, comme Pozzi l'a montré, il se développe
assez tard sous forme d'un repli « au niveau du pourtour du
conduit vulvo-vaginal, qui est formé en haut par la fusion
des conduits de Müller, en bas par le canal vestibulaire, vestige du sinus uro-génital. Il y a, au début, deux saillies linéaires
qui s'avancent l'une vers l'autre, jusqu'à ce qu'elles se rencontrent. L'hymen est, à ce moment, un organe double, et la
bandelette qu'il forme de chaque côté de la fente uro-génitale
se continue au delà de l'ouverture de l'urètre, jusque vers la
base du clitoris. Quand les orifices vulvaire et urétral sont
constitués, elle encadre l'une et l'autre de ces ouvertures,
formant à la première la collerette de l'hymen, et autour de
la seconde un bourrelet annulaire, très visible chez les enfants,
continue en bas avec l'hymen, en haut avec une saillie
médiane, analogue à la bride des hypospodes masculins.
L'appareil hyménéal, ainsi constitué, se compose de trois
parties : 1° l'hymen ; 2° le bourrelet du méat ; 3° la bride mascu-
line du vestibule. » (Pozzi, *Traité de Gynécologie*, 1897, p.
1184.)

Comme on le voit, l'hymen se développe tardivement (5me
mois), sous forme de plusieurs lames ultérieurement réunies.
Ce développement donne la clef, comme le fait remarquer
Weber, des kystes congénitaux de l'hymen.

Voilà donc comment se forme la vulve.

Rappelons la destinée des canaux de Müller et de Wolff.

Les canaux de Müller se soudent dans leurs deux tiers
inférieurs, et se fusionnent en un seul canal qui deviendra le
canal tubo-utéro-vaginal.

Les canaux de Wolff s'ouvrent dans le sinus uro-génital, aux stades primitifs du développement entre les canaux de Müller et l'urètre.

Normalement, ils s'atrophient et disparaissent rapidement. Au 4ᵐᵉ mois, Tourneux et Legay affirment qu'on n'en trouve plus trace. Mais si un canal de Wolff persiste par une anomalie de développement, on conçoit qu'il peut s'ouvrir, soit : 1° à la partie inférieure de l'urètre (reste du canal allantoïdien) ; 2° soit au niveau du vestibule (reste de la paroi du sinus uro-génital) ; 3° soit au niveau de la partie inférieure du vagin.

On voit donc : 1° que le canal de Müller persiste et en évoluant forme avec son congénère les trompes, l'utérus et le vagin ; 2° que le canal de Wolff, formation transitoire chez l'embryon féminin, disparaît complètement et ne prend part à la formation d'aucun organe. Le canal de Wolff appartient à l'embryon insexué : si l'embryon insexué évolue vers le sexe masculin, il persistera et concourra à la formation de plusieurs parties de l'appareil génital mâle. S'il évolue vers le sexe féminin, il s'atrophie et disparaît plus ou moins complètement. Nous allons voir que le canal de Wolff, bien qu'atrophié et inutilisé, persiste souvent à l'état de formations embryonnaires incluses dans les ligaments larges, et quelle responsabilité il prend dans la pathogénie des kystes vulvo-vaginaux.

Après ces notions d'embryologie, nous devons ajouter quelques détails importants pour le sujet qui nous occupe, sur la structure de la vulve. Les grandes lèvres, les petites lèvres, le vestibule sont très riches en glandes sébacées. Dans l'épaisseur des grandes lèvres on trouve, en plus, les glandes de Bartholin, qui peuvent déterminer des kystes par rétention, lorsque le canal d'excrétion est oblitéré. Mais ce sont surtout l'urètre et le méat urétral qui présentent des particularités intéressantes. Quand on examine attentivement le méat urinaire, on peut constater à son pourtour et à l'intérieur même du canal, plusieurs orifices qui ne sont autres que des embouchures glandulaires. L'étude histologique et embryologique de ces glandes a permis de les assimiler à la glande prostatique. Mais il faut en plus signaler l'existence des canaux de Skene. « En 1880, dit Weber, Skene découvrit de chaque côté de l'urètre deux petits canaux, de dimensions et de dispositions invariables, mais constantes ; profonds de un à deux centimètres, ils s'ouvrent ou bien à la surface libre de la muqueuse urétrale, ou bien au niveau du méat lui-même. Profondément les canaux vont se diviser dans l'épaisseur du muscle urétral. »

Ces canaux, vus avant Skene, mais qui n'avaient pas été signalés d'une manière bien précise avant lui, assimilés au début à des glandes, furent pris plus tard pour la terminaison vestibulaire du canal de Wolff (canal de Gartner).

L'épithélium des canaux de Skene est identique à celui de l'urètre et il se modifie, suivant l'âge, parallèlement à celui du canal. C'est là une preuve importante que le canal de Skene n'est pas autre chose qu'un diverticule de la muqueuse urétrale, le canal des glandes prostatiques décrites autour du méat par Max Schuller, et qu'il y a indépendance complète entre ces conduits et les débris wolffiens.

B. — Les canaux de Gartner et la formation des kystes du vagin et de la vulve.

Nous avons vu que le canal de Wolff était une formation transitoire et inutilisée chez le fœtus féminin. Mais il ne se résorbe pas complètement pour cela, et 4 fois sur 5 il reste dans les ligaments larges des cordons qui, nés de la réunion de plusieurs canalicules en dents de peigne (corps de Rosenmuller), parcourent de dehors en dedans la base de la trompe, atteignent le corps de l'utérus qu'ils longent et dont ils perforent la couche musculaire; les cordons prennent le nom d'un anatomiste danois, Gartner, qui, en 1824, les a parfaitement décrits.

Le canal de Gartner, vestige rudimentaire du canal de Wolff, se voit mieux habituellement du côté droit que du côté gauche; après avoir pénétré dans l'utérus au niveau de l'orifice interne, il se dirige en bas et en dedans et vient occuper le segment antérieur du col. Puis, « ayant rencontré l'insertion des culs-de-sac vaginaux, le canal de Gartner abandonne l'utérus et s'engage dans la musculeuse du vagin, immédiatement entre celle-ci et la muqueuse, le long de la paroi vaginale antérieure. » (Weber.) Mais où commence le débat, c'est le point où chez l'adulte viennent s'ouvrir les canaux de Gartner à la vulve. Disons d'ailleurs que, lorsqu'ils existent (3 fois sur 4), leur portion intra-ligamentaire et intra-utérine seule est bien développée. Et M. le professeur Forgue nous a montré souvent, sur des pièces opératoires, des corps de Rosenmüller et des canaux de Gartner très visibles par transparence dans le méso-salpinx. Le segment inférieur, au contraire, est rarement bien formé. Et lorsqu'il vient s'ouvrir à la vulve, c'est par un orifice si petit et si semblable à des orifices des glandules prostatiques et des canaux de Skene, que la distinction est impossible. Aussi a-t-on voulu identifier les canaux de Skene à la terminaison inférieure des canaux de Wolff, ce qui n'est pas admis par les embryologistes modernes.

On admet aujourd'hui, suivant Weber, que, de par l'*embryologie*, le canal de Wolff vient isolément se terminer en haut du sinus uro-génital, futur vestibule, terminaison qui concorde avec ce qu'enseigne l'*anatomie comparée*. De plus, et le débat est ainsi, nous paraît-il, définitivement tranché, « on possède plusieurs faits où des canaux débouchant dans l'urètre ou autour de celui-ci allaient se continuer jusqu'au parovaire ; l'occlusion de leur orifice déterminait un kyste artificiel du vagin ou du ligament large. »

Nous sommes donc en possession de tous les éléments du problème à résoudre : nous connaissons les kystes de la vulve au point de vue de leur siège, de leur constitution anatomique et de leur histologie ; d'autre part nous savons qu'il existe dans la paroi vésico-vaginale, jusqu'au vestibule, des débris embryonnaires du canal de Wolff. Il est facile de conclure de la cause à l'effet et de prouver que les kystes de la vulve qui ont la structure des formations congénitales en général sont des kystes wolffiens, comme le prétendent les histologistes actuels.

En effet, les théories anciennes émises pour expliquer l'origine du kyste du vagin et de la vulve étaient de pures hypothèses : Elles étaient trois qui se concurrençaient, aussi invraisemblables l'une que l'autre : la première, *théorie glandulaire ;* la seconde, *théorie de l'hygroma ;* la troisième, *théorie lymphatique.*

La théorie *glandulaire*, défendue par Huguier, Virchow, Von Preuschen, n'est pas soutenable. Le vagin est dépourvu de glandes ; de plus les kystes que nous étudions n'ont ni le contenu ni la structure des glandes sébacées.

La théorie du *kyste lymphatique*, soutenue par Wilhem et Klebs, est également inacceptable : rien ne ressemble moins à une lymphangiectasie qu'un kyste du vagin.

Quant à la dernière, émise en 1878 par Eustache, elle a dû provoquer des discussions bien intéressantes. Eustache émit cette opinion, « qui fit fortune depuis », comme le dit

Marion, que les kystes vagino-vulvaires n'étaient que des hygromas, et Courty ajouta, ce que l'état civil des malades ne justifie pas, qu'il s'agissait d' « hygromas professionnels. »

Dans sa thèse faite sous l'inspiration du Professeur Tillaux, Thalinger défendit cette théorie avec gravité. Si, comme le voulait M. Eustache en 1878, « les frottements au moment du coït pouvaient déterminer des hygromas », combien les kystes du vagin seraient une affection·répandue dans toutes les races humaines et sous tous les climats ! Mais cette hypothèse tombe devant cette simple constatation que la surface interne de ces kystes est revêtue d'un épithélium.

Il reste donc la théorie de l'origine congénitale : les kystes de la vulve, comme du vagin, se développent aux dépens des débris embryonnaires du canal de Wolf, auxquels on donne le nom de canaux de Gartner. Watts soutint le premier cette idée en 1879 ; Veit la reprit depuis, et les faits observés depuis par Klebs, Schröder, Pozzi, Poupinel, Johnston, Boursier, Reboul, Richelot, etc., l'ont confirmée.

De même que chez l'homme les débris de la portion urinaire du corps de Wolff sont l'origine des kystes de l'épididyme ; de même que le canal de Bochdaleck donne les kystes thyro-hyoïdiens, de même l'organe de Rosenmüller forme les kystes du ligament large, et les canaux de Gartner les kystes du vagin et de la vulve.

Il faut seulement préciser deux points, au point de vue surtout des kystes de la vulve : 1° comment ces kystes peuvent se rencontrer à une certaine distance au point d'abouchement des canaux de Gartner à la vulve ; 2° pourquoi ces kystes sont tapissés d'épithélium à cils vibratiles, alors que chez l'embryon le canal de Wolff porte un épithélium cylindrique.

1° Théoriquement, les kystes vulvaires d'origine wolffienne

ne devraient se rencontrer que dans la partie supérieure de
la vulve, au pourtour de l'urètre, dans la région vestibulaire,
puisque c'est là que vient se jeter l'extrémité inférieure des
canaux de Gartner, quand elle existe. Il en était ainsi des
kystes observés par Weber, Kümmel, Ulesko-Strogonova.
Mais de ce fait que le kyste est dans une situation plus inférieure, appendu comme dans le cas de M. le professeur Forgue à la petite lèvre, ou situé comme dans l'observation de
Cathelin entre la grande et la petite lèvre, il ne s'ensuit pas
que le kyste ne soit pas wolffien. En effet, le kyste a pu s'indi-
vidualiser, se pédiculiser peu à peu, et venir faire saillie dans
une région assez éloignée. L'existence d'un pédicule profond
qui rattache le kyste à la région où l'on trouve l'extrémité
inférieure du canal de Gartner est suffisante pour en conclure
qu'il s'agit d'une formation wolffienne.

2° Nous avons vu que ces kystes sont tapissés d'un épithélium à cils vibratiles et que le canal de Wolff en était
normalement dépourvu. Ce n'est pas un argument suffisant
pour rejeter l'hypothèse de la nature congénitale. En effet,
l'hystogénèse de l'épithélium cilié est assez capricieuse. En
tout cas, son apparition est tardive. Aussi, comme le remarque Weber, les conduits de Wolff et de Müller, devant être
tous deux ciliés dans leur portion supérieure (épididyme,
trompes, utérus), restent sans cils pendant longtemps. Ils
n'apparaissent, d'après Becker, qu'aux environs de la puberté.
On sait aussi que l'apparition de cils peut se faire sur des
épithéliums qui, normalement, semblent devoir n'en pas porter. Ainsi le professeur M. Duval a signalé les ciliations
physiologiques du péritoine tubo-ovarien au moment de la
menstruation. En résumé, concluons avec Weber que,
« vu les transformations multiples qu'un épithélium peut
subir, on ne saurait faire de la ciliation un caractère positif

ou négatif de kyste wolffien ; ce n'est qu'un caractère précieux de diagnostic histologique, puisqu'il élimine l'origine glandulaire. »

CHAPITRE III

ÉTUDE CLINIQUE

Le début passe toujours inaperçu. C'est seulement lorsque, par son volume, le kyste devient gênant, au moment du coït, que la malade s'adresse au médecin. Le plus souvent, la tumeur est reconnue au cours d'un examen gynécologique pour métrite, vaginite ou grossesse.

Lorsque son volume est tel que le kyste est apparent à l'inspection, il se présente sous la forme d'une tumeur occupant le vestibule, ou l'espace situé entre la nymphe et la grande lèvre. Suivant le cas, la tumeur est sessile et caractérisée par un simple soulèvement de la muqueuse, ou pédiculée, en battant de cloche. Dans le cas de Cathelin, la tumeur pendait entre les cuisses de la malade et dans le décubitus reposait sur le plan du lit.

Les kystes sont toujours indolents, sauf lorsqu'ils sont le siège d'une inflammation. Leur consistance est variable, quelquefois dure comme un fibrome, à cause de la tension du liquide, d'autres fois élastique, rénitente, ou bien franchement fluctuante.

A leur surface la muqueuse ou les téguments des grandes lèvres glissent facilement ; rarement le kyste est réductible ; il faudrait pour cela qu'il existât une seconde poche profonde dans laquelle le liquide de la poche externe se laisserait refouler. Un point plus important à préciser est de savoir si les kystes de la vulve, surtout les kystes sessiles, peuvent être doués d'expansion. Dans aucune observation nous n'avons trouvé noté ce symptôme. Mais il est probable que l'on perçoit à la palpation une fausse sensation d'expansion, quand on fait tousser la malade. En effet, la vulve comme le périnée reçoit le contre-coup de toutes les augmentations de pression abdominale. C'est ainsi qu'il est quelquefois fort difficile de distinguer un kyste périnéal d'une hernie irréductible du périnée. Tous deux sont doués d'expansion, parce que le diaphragme périnéal leur transmet la poussée abdominale. On examinera donc avec attention si la tumeur vulvaire augmente de volume au moment des efforts.

Un signe plus important, c'est l'existence d'un pédicule profond, qui s'enfonce dans les tissus, au pourtour de l'urètre. Lorsque la tumeur s'est pour ainsi dire énucléée (cas de Cathelin, de M. Forgue, de Morestin), en se constituant un pédicule aux dépens de la peau de la grande lèvre, il faut chercher l'insertion de ce pédicule plus haut qu'elle ne l'est en réalité.

Au point de vue fonctionnel, ces kystes sont bien moins gênants que ceux du vagin. Ils empêchent rarement le coït et n'entraînent pas, comme les tumeurs du vagin, de colpocèle, ni de cystocèle, ni de prolapsus de l'utérus. Ils n'entravent en rien l'accouchement.

Leur *marche* est fort lente et ils évoluent pendant des années sans arriver à doubler de volume. Ils augmentent légèrement pendant la grossesse.

Le seul accident qui puisse se produire est la suppuration, soit spontanément, soit après un traumatisme ; ou bien le kyste guérit, la poche étant éliminée, ou bien le kyste reste fistuleux.

Le *pronostic* est donc bénin. On n'a jamais signalé la transformation maligne. Mais l'ablation de ces tumeurs est si simple qu'il est préférable de la pratiquer.

CHAPITRE IV

DIAGNOSTIC

Le diagnostic est ordinairement aisé, quand on est pré-
venu de l'existence de ces kystes.

Trois éventualités sont à envisager (Marion) :

1º Le kyste est simple, non compliqué ;

2º Le kyste est enflammé ou suppuré ;

3º Le kyste est fistuleux.

1º *Le kyste est simple.* — Lorsque le kyste est pédiculé,
sa consistance et au besoin une ponction avec la seringue de
Pravaz permettront le diagnostic. Quand le kyste est sessile,
de consistance rénitente, on éliminera successivement le
fibrome, le *fibro-myome*, le *fibro-sarcome*. Ici encore la
ponction jugera en dernier ressort.

Lorsque le kyste siège au pourtour du méat, et qu'il est
réductible, on éliminera l'*urétrocèle* et la *cystocèle*.

L'urétrocèle est toujours médiane, le kyste très rarement.
L'urétrocèle complètement réductible, le kyste partielle-
ment ; et surtout une sonde introduite dans le canal pénètre
facilement dans la poche et sa pointe vient faire saillie sous
la muqueuse, s'il s'agit d'une poche urétrale.

Quant à la *cystocèle*, elle simulerait plutôt un kyste du

vagin qu'un kyste vulvaire. Encore l'erreur est-elle difficile, tant il est facile de la reconnaître.

Lorsque le kyste est sessile, intra-labial, on songera toujours à la possibilité d'une hernie inguinale. Mais ici les symptômes d'expansion, de réductibilité sont nets, alors qu'ils manquent dans le kyste dont la consistance est rénitente ou même dure.

Quant à l'abcès froid d'origine pubienne, nous ne croyons pas que sa confusion ait été commise avec un kyste.

2° *Le kyste est suppuré.* — L'examen attentif du kyste, la coloration du tégument à sa surface, sa tension, la douleur provoquée par la palpation, et en fin compte la ponction avec la seringue de Pravaz, permettront de reconnaître qu'il contient du pus.

3° *Le kyste est fistuleux.* — Ici, les commémoratifs seront d'un grand secours. Sans eux, on ne pourra guère porter d'autre diagnostic que celui de suppuration de la vulve. L'exploration au stylet permettra de reconnaître l'absence de point osseux dénudé sur l'arcade pubienne. Le palper bi-manuel renseignera sur l'intégrité des annexes et la possibilité d'une suppuration péri-utérine ouverte dans le vagin ou à la vulve.

Le diagnostic de kyste vulvaire établi, comment pourra-t-on dire qu'il s'agit d'un kyste wolffien ? Le siège du kyste dans la partie supérieure de la vulve, l'existence d'un pédicule plongeant profondément en seront des probabilités. Mais l'examen histologique seul pourra en donner la certitude et permettre de dire s'il s'agit d'un kyste dermoïde par inclusion, d'un kyste sébacé, ou d'un kyste wolffien.

CHAPITRE V

TRAITEMENT

L'indication est de faire l'énucléation de ces kystes par une incision des téguments ou de la muqueuse qui les recouvre. Les anciennes méthodes de traitement par les injections caustiques de teinture d'iode, de chlorure de zinc, etc., n'ont plus qu'un intérêt historique et sont à rejeter complètement. Mieux vaudrait abandonner le kyste à lui-même que de chercher à le faire disparaître par une simple injection caustique qui ferait suppurer la poche et déterminerait une fistule interminable.

L'opération est d'ailleurs extrêmement simple. L'anesthésie générale n'est pas nécessaire, sauf chez les femmes nerveuses ou timorées. La rachicocaïnisation trouve ici une indication. Mais à la rigueur l'anesthésie locale par injection hypodermique de cocaïne suffit. On attend cinq minutes que la cocaïne ait agi et on incise sur le kyste verticalement les tissus qui le recouvrent. L'incision verticale est préférable, parce qu'elle donne plus de jour, et que ses lèvres tendent à rapprocher naturellement, étant parallèles aux fibres du constructeur du vagin qui n'a pas été sectionné. Si le kyste est pédiculé, il suffit de couper son pédicule préalablement pincé, de faire l'hémostase, et de suturer la peau. En règle générale, il est préférable de disséquer le kyste le plus loin possible pour éviter une récidive.

Rarement, on aura de l'hémorragie : si une artériole donnait, on la lierait soigneusement pour ne pas avoir d'hématome vulvaire. Enfin, on réunit au crin de Florence la petite incision et on applique un pansement que l'on renouvellera tous les jours. La sonde à demeure n'est pas absolument nécessaire. Mais il sera bon, pendant les premiers jours, de sonder le malade trois ou quatre fois par jour. Ainsi on évitera le contact de l'urine sur la plaie. Dans aucun des cas publiés depuis l'ère antiseptique, nous n'avons trouvé de complications sérieuses : dans trois observations (que nous n'avons pas rapportées parce qu'elles ne comprennent pas l'examen histologique du kyste) il s'est produit une lymphangite postopératoire et la plaie a suppuré ! Si pareil accident se produisait, il faudrait faire sauter les points de suture, laver la plaie à l'eau oxygénée dédoublée, et appliquer un pansement humide que l'on renouvellerait deux fois par jour. La guérison n'en surviendrait pas moins au bout de quelques jours.

OBSERVATIONS

___

Observation I

(WEBER, Thèse de Paris, 1898, p. 109)

Kyste périurétral

Arm. Hér..., trente-quatre ans, entrée à l'hospice Necker dans le service du professeur Le Dentu, le 20 juillet 1896.

La malade a remarqué, il y a plusieurs années, une tumeur située à la partie gauche de la vulve, tumeur qui augmente progressivement et finit par atteindre le volume d'un petit œuf de poule.

Examen. — On examine la malade et on constate, en effet, une tumeur de la grande lèvre gauche, qui envahit et distend tout le tiers supérieur de cette dernière et s'étend à la base de la petite lèvre, jusqu'à la paroi supéro-latérale gauche du vagin ; si bien que la petite lèvre forme comme une crête de coq sur la surface libre de la tumeur. Il n'existe aucun changement de coloration à la peau qui est amincie.

A la palpation, la tumeur est irréductible, nettement fluctuante et ne se prolonge pas profondément dans le vagin.

La malade ne ressent aucune douleur ; seul le coït se trouve quelque peu incommodé. Pendant la marche cette femme est un peu gênée.

Excision. — La tumeur est disséquée, mais se trouve

percée pendant l'opération ; il s'écoule un liquide absolument clair comme celui de l'hydrocèle.

Guérison. La malade sort de l'hôpital le 11 août.

Examen histologique. — Fixation des pièces à l'alcool. Paraffine. Hématoxyline-éosine.

La paroi, épaisse de 10 à 12 millimètres, est composée comme suit : Epithélium de la muqueuse interne de la grande lèvre, pavimenteux, stratifié sur derme papillaire. Ce derme contient une ou deux glandes sébacées.

Stroma conjonctif lamelleux, assez dense, ne contenant pas de fibres musculaires propres, mais renfermant de nombreux vaisseaux. Ceux-ci, surtout du côté de la partie interne du kyste, sont entourés de nombreux leucocytes, et leur endo- thélium est très épaissi.

L'épithélium kystique est un épithélium stratifié sur 3 à 15 couches, composé de cellules élevées, étroites par leur base, larges par le haut, très semblables à celles de l'urètre.

Quelques-unes ont subi la transformation muqueuse.

Cet épithélium s'élève sur des papilles, très basses et très larges.

1ᵉʳ cas. — Anna V..., âgée de un an. Parfaitement bien portante. Un jour, elle se met subitement à se plaindre. Sa mère l'examine et remarque une petite tumeur rougeâtre entre les lèvres. Elle apporte son enfant à la clinique.

Examen. — A la vulve, petite tumeur fluctuante, molle, allongée, longue d'environ trois centimètres. Elle est fixée au-dessous et tout près de l'urètre, entre le méat et le vagin. Sous la tumeur, qui pend au devant de la vulve, le doigt trouve un orifice vaginal normal.

Excision. — Il s'écoule à la section un peu de liquide albumineux.

A l'examen de la tumeur extirpée, on remarque que, lors de son ablation, on a dû enlever un peu de la paroi urétrale. A sa partie antérieure, à la droite de la section du pédicule, se voit un petit orifice correspondant au canal para-urétral droit.

Examen histologique. — Le liquide contenait une certaine quantité de cellules aplaties avec des noyaux ovalaires, cellules dont le protoplasma était en partie kératinisé.

Les parois du kyste, de nature conjonctive, très infiltrées, pleines de vaisseaux, sont tapissées d'un épithélium stratifié, à cellules allongées, ressemblant à celles de l'urètre, mais plus régulières, plus allongées sur deux ou trois couches.

L'épithélium urétral, qui tapisse une partie de la paroi externe de la tumeur, est typique et normal.

De Barry pense à une tumeur développée au milieu d'un canal de Skene.

Observation II

(Recueillie par le professeur GRAWITZ, *in* WEBER, p. 113)

Cadavre d'une jeune fille de vingt-trois ans. A l'autopsie, on constate une dilatation chronique de la vessie, des uretères, de l'urètre, avec néphrite chronique interstitielle et parenchymateuse. Toutes ces lésions ont été produites par une rétention mécanique des urines, due à la compression de l'entrée de l'urètre par un kyste du volume d'un œuf d'oie, situé entre ce canal et le vagin. Le kyste affleure le vestibule, commence directement au méat et s'étend dans la paroi urétro-vaginale. Il forme une grosse tumeur dans la paroi supérieure du vagin.

Le contenu du kyste est clair, aqueux. L'autopsie ne put

déterminer si ce kyste provenait du vagin ou de l'urètre. En tout cas la paroi urétrale ne montrait aucun diverticule et aucune communication avec le kyste.

Examen histologique. — Le kyste est tapissé de belles cellules polygonales, régulières, aplaties, en tout semblables à celles qui constituent l'épithélium vésical. L'épithélium du vagin était absolument différent de celui du kyste.

Observation III

(WEBER, p. 117)

Kyste du vestibule de la vulve

B.. , âgée de quarante ans, multipare, bien constituée, a eu son dernier enfant il y a huit ans. Ses accouchements ont été normaux. Pas de maladies antérieures.

Peu après son dernier accouchement, cette dame s'aperçut de l'existence d'une tumeur de la grosseur d'une lentille, située un peu à gauche et au-dessous du point où les petites lèvres se réunissent pour former une sorte de capuchon au clitoris. Pensant que cette tumeur pouvait disparaître d'elle-même, la dame B... hésita toujours à s'en faire délivrer ; comme la tumeur augmentait de volume d'une manière croissante et apportait par son poids et les douleurs dont elle était le siège une gêne manifeste aux rapports sexuels, la malade consulta son médecin qui se borna à faire une ponction exploratrice et remit l'opération à une date ultérieure.

Le 27 janvier, la dame B... se présenta à notre consultation. La simple inspection de la région nous fit reconnaître un kyste de la grosseur d'un œuf de dinde pendant au-devant de la vulve. La forme était parfaitement ovoïde, la grande circonférence avait $0^m,155$, la petite un peu moins de $0^m,13$.

Le pédicule, d'une largeur moyenne de $0^m,06$, avait un diamètre de $0^m,01$ au niveau de la racine ; il atteignait environ $0^m,025$ au niveau de son insertion à la poche kystique. La petite lèvre gauche, doublée de volume et adhérente au pédicule dans la presque totalité de sa face interne, ne présentait dans toute sa longueur qu'une crête libre de $0^m,003$ à $0^m,004$ de largeur. La paroi du kyste était manifestement enflammée, surtout au niveau de la grande courbure.

Ablation. Guérison au quinzième jour.

Contenu : le kyste contient une certaine quantité d'une matière filante, albuminoïde, mélangée à du pus verdâtre, très fétide.

Examen histologique. — Durcissement à l'alcool. Enrobage à la gomme. Coloration au picro-carmin.

Couche externe : couche cutanée normale.

Couche moyenne : épaisse de 5 à 6 centimètres, derme et tissu cellulaire, très vasculaire surtout à la partie interne, infiltré de globules blancs.

Couche interne : « une couche unique de cellules cylindroconiques, à laquelle adhèrent çà et là des amas de globules du pus. »

Fournaise pense à un kyste d'origine glandulaire.

Quatre kystes en chapelet de haut en bas sur la moitié droite de la paroi antérieure du vagin. Le plus inférieur siège immédiatement en arrière du méat urinaire.

Résection. Le kyste sous-urétral avait un contenu hématique.

Examen histologique. — Paroi : tissu conjonctif et fibres lisses.

Épithélium : une seule couche de cellules cylindriques sans cils, parfois très inclinées sur la surface; en quelques points, épithélium stratifié de plusieurs couches.

L'auteur croit à l'origine gartnérienne.

Observation IV

(WEBER, p. 126)

Kyste wolffien à épithélium cilié

Marie P..., quarante-huit ans, est entrée à l'hôpital Necker, service du professeur Le Dentu, le 29 juillet 1896.

La malade a eu plusieurs enfants ; mais elle n'est plus réglée. Elle s'est aperçue, il y a sept ou huit ans, de l'existence d'une petite tumeur aux parties génitales. Peu à peu, sans douleur, sans gêner le coït, la tumeur s'est développée jusqu'à atteindre le volume d'une noix. Depuis quinze à dix-huit mois, elle s'est plus rapidement accrue et, bien que toujours indolore, gêne la marche.

Examen. — On constate que la malade porte, très proéminente entre les grandes lèvres, une tumeur arrondie, du volume d'un œuf de pigeon (4 centimètres sur 5 centimètres). Elle paraît, à première vue, située sur la ligne médiane ; mais un examen plus attentif montre qu'elle se trouve à gauche, occupant le tiers supérieur de la petite lèvre gauche qu'elle emplit entièrement, et empiète sur le vestibule, entre le clitoris refoulé à droite et le méat, caché sous la tumeur. Le kyste ne s'étend pas dans la grande lèvre.

La surface de la tumeur est normale, montre quelques varicosités, se trouve constituée par les téguements de la petite lèvre et sans ligne de démarcation, à sa partie interne, par la muqueuse vestibulaire.

Le reste de l'appareil génital n'offre rien de pathologique :
vulve flétrie, petite lèvre droite et trois quarts inférieurs de
la petite lèvre gauche normaux ; utérus petit, atrophié.

Opération le 30 juillet. — Incision des téguments en tranche de melon. L'énucléation, assez facile en avant, est plus
difficile en arrière, car le pédicule de la tumeur s'enfonce
assez profondément du côté de la branche ischio-pubienne, ce
qui rend la décortication du kyste assez délicate. Sutures à
deux plans. Réunion par première intention sans drainage.

Guérison complète ; la malade sort de l'hôpital le 7 août,
huit jours après son entrée.

Examen de la pièce. —Tumeur arrondie, à surface ex'erne
fibreuse, excepté au niveau de la tranche cutanée.

Contenu un peu crémeux, mi-solide, blanchâtre. Ne montre
à l'examen microscopique ni cristaux de cholestérine, ni vési-
cules adipeuses. On n'y trouve aucun élément figuré.

L'examen bactériologique, pratiqué par M. Auguste Petit,
a été négatif. L'examen direct du contenu, coloré au bleu de
méthylène, n'a montré aucune bactérie. Les ensemencements
sur gélose et dans le bouillon n'ont donné aucun résultat.
Enfin l'inoculation au cobaye n'a pas amené de réaction.

Examen microscopique. — Pièce fixée à l'alcool, montée à
la paraffine, coupée en série, colorée à l'hématoxyline-éosine.

Les coupes ont porté sur plusieurs parties de la paroi kystique ; elles présentent donc certaines différences.

D'une manière générale, la paroi du kyste est formée de
trois portions distinctes :

1° Epithélium de la surface labiale ; 2° Stroma ; 3° Epithélium kystique.

Revêtement épithélial. — Le revêtement épithélial qui
recouvre une surface plane ou bien tapisse de profondes plica-
tures, est, lui-même, assez complexe.

D'une manière générale domine un épithélium cubique, superposé sur trois à quatre couches, avec cellules supérieures munies d'un plateau et recouvertes par endroits d'une nappe dense de *beaux cils vibratiles*. A un fort grossissement on constate que les cellules cubiques sont irrégulièrement disposées, peu différenciées entre elles, les unes allongées, les autres plus courtes, toutes munies d'un noyau arrondi ou ovalaire, situées à des hauteurs différentes. Il n'y a pas de membrane basale distincte, mais à la base de l'épithélium existe une traînée de cellules cubiques très petites, un peu séparées du reste de l'épithélium.

Ajoutons que partout où l'épithélium est cubique, cilié, sur deux ou trois couches, le chorion est normal, peu vasculaire, sans papilles.

Observation V

(Mme Ulesko-Strogonova. — WEBER, p. 138)

Kyste de l'hymen

C..., dix-huit ans, mariée depuis deux ans, pas d'enfants, règles normales. Remarque depuis une année et demie, à l'endroit où fut l'hymen, une petite élevure qui grossit peu à peu.

A l'examen, à la surface externe de l'hymen droit, on constate une tumeur élastique de la grosseur d'une noisette, commençant en bas sur la ligne médiane et allant jusqu'au bord supérieur de cette membrane. Tout près de celle-ci et en arrière d'elle, existe une seconde tumeur analogue, enchâssée dans les parois du vagin.

Ablation. Guérison.

Examen anatomique et microscopique. — 1° Le kyste de
l'hymen contient un liquide brunâtre, couleur de café, qui,
abandonné à lui-même, laisse tomber un résidu. Celui-ci,
examiné au microscope, décèle les éléments du sang, plus ou
moins déformés, de la fibrine.

Le kyste fixé à l'alcool, inclus à la paraffine, coloré au car-
min boraté, est examiné microscopiquement. La paroi est
épaisse d'un millimètre et demi à 2 millimètres. L'épithélium hyménéal est bien conservé , pavimenteux stratifié sur
papilles. L'intérieur du kyste est recouvert d'une seule cou·
che de cellules cylindriques dont quelques-unes portent des
cils absolument nets. Le parenchyme conjonctif du kyste est
légèrement vallonneux par endroits, papillaire ou bien lisse.
Il n'y a pas de fibres lisses.

Le kyste vaginal, rétro-hyménéal, présente exactement la
même structure , sinon que les papilles y sont encore plus
nettes et que le tissu conjonctif contient des fibres lisses. Partout épithélium nettement cilié, cependant il existe une ou
deux plaques d'épithélium pavimenteux stratifié.

Observation VI

(F. CATHELIN, *Société Anatomique*, juillet 1900, p. 723)

Kyste à insertion apparente entre la grande et la petite lèvre

Une femme de cinquante-trois ans, Marie T..., ména-
gère, entre à l'hôpital Tenon, le 30 mars, dans le service de
M. Lejars.

Elle porte depuis *douze ans*, à la vulve, entre la grande et
la petite lèvre droite, une tumeur kystique, pédiculée, des
dimensions d'une grosse figue, et qui, lorsque la femme est
dans le décubitus dorsal, repose sur le lit.

La longueur totale est de douze centimètres, le pédicule a cinq centimètres.

Opération le 4 avril. — Dissection du pédicule aussi loin que possible.

Le kyste renferme un liquide purulent, jaune sale, très fétide. Contenant et contenu furent confiés à l'examen de Lœper qui fournit la note suivante ;

« La paroi du kyste présente à étudier trois couches : L'une, externe, appartient aux téguments de la vulve et du vagin. La couche moyenne est conjonctive avec des fibres musculaires. La couche interne discontinue est un épithélium à cellules cylindriques.

Il s'agit donc d'un kyste pédiculé du vagin, secondairement infecté.

Réflexions. — Nous n'ajouterons pas un mot à cette observation. Contrairement à ce que dit M. Cathelin, il ne s'agit pas d'un kyste du vagin, mais bien d'un kyste vulvaire. Quant à son origine, il est probable qu'il s'agit d'un kyste wolffien.

Observation VII

(Docteur ABADIE, *Montpellier Médical*, 22 février 1903)

Kyste de la petite lèvre à épithélium cylindrique

OBSERVATION. — Mme N..., quarante-cinq ans environ, porte depuis près de deux ans, au bord de la petite lèvre droite, une tumeur à développement très lent et absolument indolore, mais gênante.

Actuellement, il existe à la face interne de la petite lèvre une tumeur régulièrement sphérique, du volume d'une noisette ; elle a progressivement repoussé les téguments en se développant au-dessous d'eux sans adhérer à leur face profonde, et s'est ainsi pédiculisée au point de déborder le bord libre de la petite lèvre, conservé avec son aspect normal ; cette tumeur est liquide sans tension assez forte.

Deux pinces de Kocher, se rejoignant par leurs extrémités, lui font faire une saillie plus nette et pincent le pédicule. Un coup de ciseaux détache la tumeur. Suture par un crin de Florence. Réunion par première intention.

Pièce. — La poche, à paroi mince, est facilement isolable de la peau par simple dissection. A la coupe, un liquide blanchâtre, dense, sirupeux, collant, s'écoule de la cavité uniloculaire. L'examen histologique montre une couche fibreuse peu épaisse, tapissée par une seule assise d'épithélium cylindrique continu très net, avec des cils vibratiles.

BIBLIOGRAPHIE

KYSTES DES GRANDES LÈVRES

Dubar. — Tumeurs liquides des grandes lèvres (Thèse de Lille, n° 42, 1888).

Fieldon. — Cyst removeld from the vulva. (Trans. Obstetr. Soc. Lond., 1884, p. 46).

Hirst. — Enorme kyste de la grande lèvre (Ann. de gynécologie et de pæl. de Philadelphie, 1891-92, vol. V, p. 603).

Huguier. — Académie de Médecine de Paris (C. R., 1850, p. 584).

Humbert. — Des tumeurs des grandes lèvres (Thèse de Paris, 1851).

Lannelongue et Achard. — Traité des kystes congénitaux, 1886, p. 442.

Lagrange. — Kyste congénital de la grande lèvre (J. de Méd. de Bordeaux, 28 août 1886).

Mourey. — Thèse de Paris, 1883.

KYSTES DES PETITES LÈVRES

Abadie. — Kyste de la petite lèvre (Montpellier médical, 22 février 1903).

Bagot. — Cysten in den kleinen Schamlippen (Centr. f. Gyn., 1892, p. 485).

Brandt. — Kyste de la petite lèvre (Journ. des mal des femmes de Saint-Pétersbourg (en russe), 1894, p. 854).

Lerat. — Kystes des deux petites lèvres (Soc. an. de Nantes, 1881).

Werth. — Zur Anatomie der Cysten der Vulva (Centr. f. Gyn., 1878, II, p. 513).

HYMEN

BASTELBERGER. — Cysten im Hymen (Arch. f. Gyn.,1884, p. 427).

PALM. — Eine Hymenalcyste (Arch. f. Gyn., 1895, p. 483).

ZIEGENSPECK. — Hymenalcyste (Arch. f. Gyn., 1888, vol. 32).

VESTIBULE ET URÈTRE

W. DE BARY. — Virchow's Archiv., 1886, p. 65.

BÖHM. — Arch. f. Gyn., 1883.

ENGLISH. — Kyste de l'urètre (Wien. med Press, 1881).

FOURNAISE. — Kyste du vestibule de la vulve (Soc. Anat., 1876).

PECKHAM. — Tumors of clitoris (An. J. of Obstetrics, 1891, p. 1155).

KYSTES CILIÉS

CHALOT. — Kystes wolffiens du vagin (Ann. de Gyn., t.XXXVIII, 1892).

JOHNSTON. — Ann. Journ. of Obst., 1887, p. 1144.

ZWEIGBAUM. — Monat. f. Geb. und Gyn., 1896, p. 21.

Consulter pour la bibliographie complète l'excellente thèse de

LÉON WEBER. — Des kystes vulvaires (Kystes wolffiens). Thèse de Paris, 1897-98, numéro 280.— Carré et Naud, 3, rue Racine, Paris, éditeurs.

CONCLUSIONS

1. Les kystes congénitaux de la vulve sont très rares.

2. Ils se rencontrent presque exclusivement dans la partie supérieure de la vulve, dans la région vestibulaire.

3. Ce sont des kystes muqueux d'origine Wolffienne, dus à l'évolution kystique de la partie vulvaire des canaux de Gartner.

4. Ils ont une évolution bénigne et atteignent rarement un volume notable.

5. Le seul traitement est l'ablation.

SERMENT

En présence des Maîtres de cette École, de mes chers condisciples et devant l'effigie d'Hippocrate, je promets et je jure, au nom de l'Être suprême, d'être fidèle aux lois de l'honneur et de la probité dans l'exercice de la médecine. Je donnerai mes soins gratuits à l'indigent, et n'exigerai jamais un salaire au-dessus de mon travail. Admis dans l'intérieur des maisons, mes yeux ne verront pas ce qui s'y passe, ma langue taira les secrets qui me seront confiés, et mon état ne servira pas à corrompre les mœurs ni à favoriser le crime. Respectueux et reconnaissant envers mes Maîtres, je rendrai à leurs enfants l'instruction que j'ai reçue de leurs pères.

Que les hommes m'accordent leur estime, si je suis fidèle à mes promesses! Que je sois couvert d'opprobre et méprisé de mes confrères, si j'y manque!

146

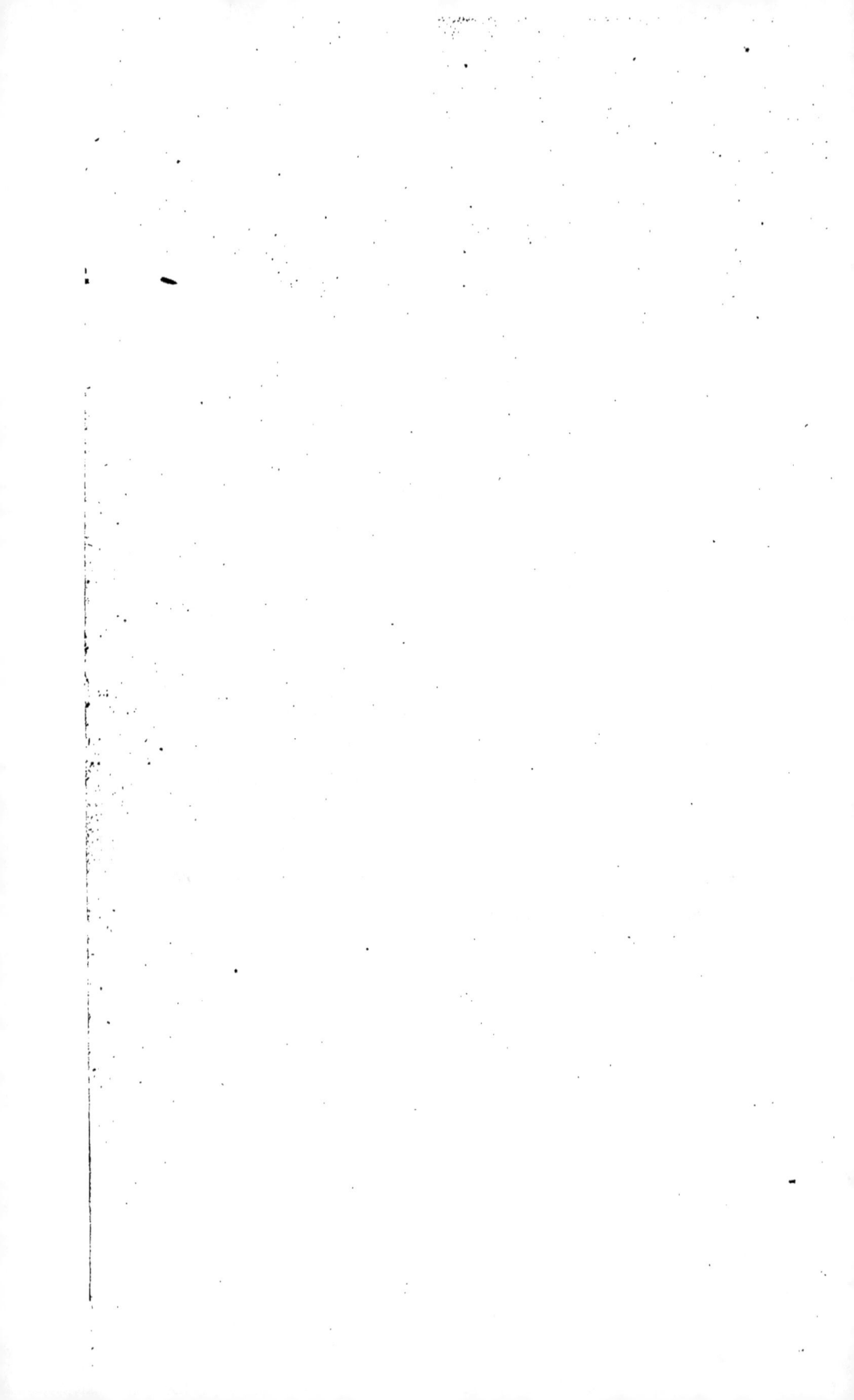

www.ingramcontent.com/pod-product-compliance
Lightning Source LLC
Chambersburg PA
CBHW071407200326
41520CB00014B/3322

* 9 7 8 2 0 1 1 2 5 8 7 1 7 *